NOTICE

SUR

L'ESSAI RAPIDE DES URINES

PAR

Charles-Henry BASSET

PARIS

EN VENTE

CHEZ CH. MORLOT

59, Rue Saint-André-des-Arts, 59

PASSAGE DU COMMERCE, 6

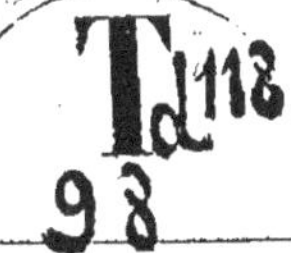

NOTICE

SUR

L'ESSAI RAPIDE DES URINES

PAR

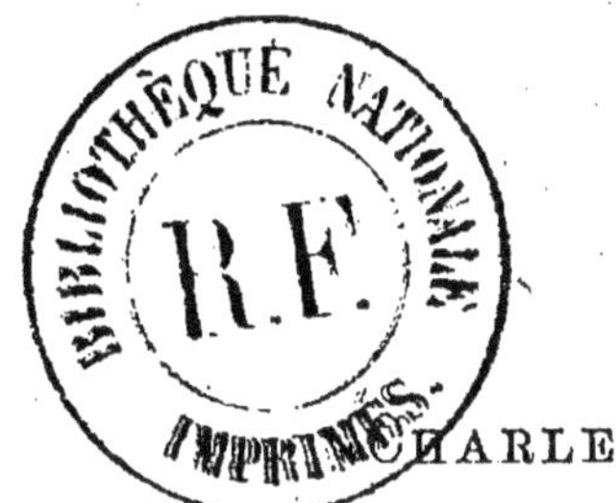

CHARLES-HENRY BASSET

———◇❦◇———

PARIS

EN VENTE

CHEZ CH. MORLOT

59, Rue Saint-André-des-Arts, 59

PASSAGE DU COMMERCE, 6

BUT DE CETTE COURTE NOTICE

M. Ch. Morlot, commerçant en instruments de laboratoires, demeurant 6, Passage du Commerce; 59, Rue Saint-André-des-Arts, — ayant eu l'heureuse idée de disposer, pour MM. les Médecins, un petit nécessaire dans lequel se trouvent réunis les objets indispensables pour l'essai rapide des urines, nous prie de rédiger une petite notice pouvant servir d'instruction sur les quelques manipulations à effectuer, et destinée à accompagner son petit coffret à réactifs.

Nous avons donc dû condenser, en quelques pages, tout ce qui peut être utile et indispensable au clinicien pour l'observation, au lit du malade, de ce produit d'excrétion dont la composition bien définie, contribue notablement à éclairer le diagnostic, et, par suite, la thérapeutique.

Dans ces quelques pages, nous avons cru devoir nous abstenir de toute interprétation des résultats des essais, laissant à MM. les Médecins le soin d'en déduire toutes les conséquences.

On le voit, cette petite notice n'a d'autre but que celui de rappeler au praticien qui depuis longtemps ne s'occupe plus de chimie, les principales opérations relatives aux essais qualitatifs, laissant de côté tout ce qui se rapporte aux dosages, à l'exception, toutefois, de celui de la glycose.

CHARLES-HENRY BASSET.

Août 1875.

NOTICE

L'ESSAI RAPIDE DES URINES

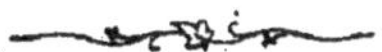

Réaction. — Récemment émise, l'urine peut être acide, neutré ou alcaline ;
il importe donc de connaître la réaction de ce produit d'excrétion qui, normalement,
est franchement acide et très-rarement neutre. L'alcalinité est l'indice d'une urine
morbide.

La réaction de ce produit est facilement déterminée à l'aide des papiers bleu et
rouge de tournesol. Il suffit, en effet, de tremper dans l'urine à examiner une
bande de papier bleu, qui rougit plus ou moins fortement, suivant le degré d'*acidité* ; au cas-où ce papier conserve sa couleur initiale ; il convient d'essayer un
papier rouge qui bleuit avec une intensité d'autant plus considérable que le titre
alcalin est plus élevé. — Quant à la neutralité, elle est annoncée par la conservation des colorations respectives des papiers ; — mais il importe de contrôler
cette indication qui peut être le résultat de l'insensibilité des papiers bleu et rouge,
par l'emploi du papier *neutre* de M. Victor DE LUYNES, lequel passe au rouge
ou au bleu, sous l'influence de la moindre acidité ou alcalinité.

L'alcalinité d'une urine étant constatée, il y a intérêt à en reconnaître la cause
qui peut être attribuée, soit à des combinaison fixes, telles que les carbonates de
potasse et de soude, soit à une combinaison volatile, telle que l'ammoniaque libre ou
ses carbonates.

Pour acquérir la certitude de la présence de l'une de ces bases alcalines, fixes,
ou volatile, dans l'urine à essayer, il n'y a qu'à conserver la bande rougie par
ce liquide et l'examiner ; plus tard, après dessication complète : si la partie im-
mergée présente encore sa teinte bleue, elle indique, d'une manière certaine, des
carbonates fixes de potasse, ou de soude, ou bien encore de potasse et de soude ;
tandis que si, pendant la dessication, la bande a repris dans toute sa longueur
sa coloration rouge, il y a là indice d'ammoniaque libre, ou carbonatée.

Toutefois, comme ces trois bases alcalines peuvent coexister, la persistance de la
coloration bleue produite par les alcalis fixes nous laisse dans le doute, relative-
ment à l'ammoniaque ; mais ce doute va disparaître, puisqu'il nous suffit maintenant de prendre une petite quantité d'une telle urine et de la porter à l'ébullition

pendant quelques secondes dans un tube dont l'ouverture est traversée par une petite bande de papier rouge ; la coloration bleue que prend alors cette bande, sous l'influence des vapeurs, nous met en évidence la présence du gaz ammoniacal.

Densité. — Pour la détermination de la densité d'une urine, on opère, soit avec le densimètre normal, appelé *uromètre*, et portant une échelle graduée de 1,000 à 1,050, à la température de 15 degrés centigrades, soit avec l'aréomètre selon Beaumé.

L'urine à examiner est versée, très-lentement, contre la paroi interne de l'éprouvette, de façon à éviter la formation de mousses ; l'instrument est alors plongé dans l'éprouvette de manière à en immerger le renflement, mais en ayant soin, toutefois, que le liquide reste à quelques millimètres du bord supérieur. L'éprouvette étant placée sur une table, on abandonne peu à peu l'uromètre jusqu'au point où il s'arête de lui-même, l'enfonçant ensuite de 1° en plus, en appuyant faiblement, afin qu'il puisse facilement remonter de ce même degré et se fixer définitivement. On lit alors le degré marqué sur l'échelle, mais au point où s'élève le ménisque concave qui entoure la tige, et non au point d'intersection de la surface plane et de ce même ménisque, ainsi qu'on le recommande souvent, malgré la difficulté d'opérer sur des liquides troubles.

Le degré observé — soit 1,018, ce degré — étant noté, on retire l'uromètre que l'on remplace par un thermomètre centigrade ; après un contact d'une minute environ, on lit la température : si cette température est de 15°, la densité observée est exacte ; mais si elle est inférieure ou supérieure à 15°, on doit retrancher, ou ajouter, à cette densité, un des nombres correctifs indiqués dans l'une des deux tables qui suivent et que l'on doit à M. le professeur Bouchardat.

Fixons les idées par deux expériences :

1er Cas. — Prenant pour exemple cette même densité, mais observée à une température de 7°, on trouve, dans la table **A** — l'urine étant exempte de sucre, — le facteur 0$^{mill.}$ 8$^{dix-mill.}$, qu'il suffit de retrancher pour obtenir la densité réelle, la température étant de 15° : en effet,

$$D = 1,018 - 0,8 = \mathbf{1,017, 2} ;$$

2e Cas. — Si l'on prend maintenant cette même densité, la température s'élevant à 33°, on trouve, comme correcteur, le facteur 3$^{mill.}$, 9$^{six-mill.}$ qui, ajouté à 1,018, donne pour densité à la température de 15°, **1,021, 9** —

Voici ces tables :

TABLE A

DE CORRECTIONS POUR LES URINES NON SUCRÉES.

RETRANCHER du DEGRÉ OBTENU.	AJOUTER au DEGRÉ OBTENU.
Température.	Température.
0 0,9	15 0,0
1 0,9	16 0,1
2 0,9	17 0,2
3 0,9	18 0,3
4 0,9	19 0,5
5 0,9	20 0,7
6 0,8	21 0,9
7 0,8	22 . . . . . . .1.1
8 0,7	23 1,3
9 0,6	24 1,5
10 0,5	25 1,7
11 0,4	26 2,0
12 0,3	27 2,3
13 0,2	28 2,5
14 0,1	29 2,7
15 0,0	30 3,0
	31 3,3
	32 3,6
	33 3,9
	34 4,2
	35 4,6

TABLE B

DE CORRECTIONS POUR UNE URINE SUCRÉE.

RETRANCHER du DEGRÉ OBTENU.	AJOUTER au DEGRÉ OBTENU.
Température.	Température.
0 1,3	15 0,0
1 1,3	16 0,2
2 1,3	17 0,4
3 1,3	18 0,6
4 1,3	19 0,8
5 1,3	20 1,0
6 1,2	21 1,2
7 1,1	22 1,4
8 1,0	23 1,6
9 0,9	24 1,9
10 0,8	25 2,2
11 0,7	26 2,5
12 0,6	27 2,8
13 0,4	28 3,1
14 0,2	29 3,4
15 0,0	30 3,7
	31 4,0
	32 4,3
	33 4,7
	34 5,1
	35 5,5

Enfin, pour les personnes qui se-servent habituellement de l'aréomètre de Baumé et qui possèdent de ces instruments gradués avec une grande précision, nous donnons, plus loin, une table calculée par nous, à l'aide des formules de Gay-Lussac, table indiquant le rapport entre les degrés de l'aréomètre et la densité normale de l'urine, ainsi que le poids des matières fixes contenues dans le volume d'un litre.

Les nombres qui figurent dans cette table, à l'exception de ceux qui expriment le poids des matières fixes, sont d'une exactitude rigoureuse; ils ont été vérifiés, d'une part, à l'aide de la balance, d'autre part, avec des instruments-étalons construits par Collardeau.

Quant à la correction à effectuer, elle ne doit être appliquée qu'à la densité normale correspondante. Si nous prenons pour exemple le degré aréométrique 2°, 6, la température étant de 29°, nous trouvons, dans notre table, 1,018,34 pour densité normale correspondante, et comme correcteur, dans la table A, le facteur 2, 7 ; d'où, pour densité, à la température de 15°, 1,021,04, et par suite, pour poids des matières fixes, 42 grammes, 08.

Matières fixes. — L'emploi du densimètre normal ou uromètre, permet l'évaluation très-approximative des matières fixes contenues dans une urine, sans recourir à l'évaporation et à la pesée; et, en effet, il suffit d'en connaître la densité normale à 15°, toutes corrections effectuées à l'aide des tables A et B, puis multiplier par 2, suivant M. BOUCHARDAT, ou par 2, 2, selon M. RABUTEAU, le nombre qui, dans l'expression de la densité exacte, excède 1,000.

Or, si on examine une urine dont la densité normale est de 1,023, on voit, d'après ce qui précède, qu'elle retient, en matières fixes, et sous le volume du litre, deux fois 23, ou 46 grammes, ou bien encore deux fois, deux dixièmes 23, soit 50 grammes, 6, suivant le coefficient dont on a fait application.

Mais il y a entre ces deux coefficients une différence notable, laquelle, pour ce cas, se traduit par un écart de 4 grammes, 6.

Il serait difficile de remonter à la cause d'une telle différence, qui peut être attribuée, ou à l'emploi d'instruments plus ou moins fautifs, ou à la nature ainsi qu'aux proportions si variables des matières fixes à évaluer. — Toutefois, nous pensons qu'il est utile de tourner la difficulté du choix d'un coefficient, en adoptant celui de M. le professeur BOUCHARDAT, comme se rapprochant le plus de la vérité, ainsi qu'il ressort d'analyses nombreuses exécutées par nous, lesquelles nous ont donné, pour cœfficient moyen, le nombre 2,07. — Malgré cette énorme différence de 46 à 50, 6=4, 6 et qui est : : 10 : 11, nous croyons devoir néanmoins donner, dans notre table les nombres indiqués par le coefficient 2, 2 de M. Rabuteau (1).

Pour terminer ce qui a rapport à la détermination des matières solides, disons que les résultats des calculs se rapportent au volume du litre ; conséquemment, au cas où on se proposerait d'évaluer la quantité de ces produits excrétés en 24 heures,

---

(1). Rabuteau, *Eléments d'Urologie*, 1875.

RAPPORT entre les degrés de l'aréomètre de Baumé

ARÉOMÈTRE de BEAUMÉ.		INDICATION de L'UROMÈTRE.	POIDS DES MATIÈRES FIXES CONTENUES DANS UN LITRE D'URINE le coefficient étant de	
DEGRÉS	DIXIÈMES de DEGRÉS	DENSITÉS NORMALES	2. » (M. BOUCHARDAT)	2,2 (M. RABUTEAU)
			grammes.	grammes.
0°	1	1,00070	1,400	1,540
»	2	1,00139	2,780	3,058
»	3	1,00208	4,160	4,576
»	4	1,00277	5,544	6,094
»	5	1,00347	6,940	7,634
»	6	1,00417	8,340	9,174
»	7	1,00487	9,740	10,714
»	8	1,00557	11,140	12,254
»	9	1,00627	12,540	13,794
1°	0	1,00697	13,940	15,334
»	1	1,00768	15,360	16,896
»	2	1,00838	16,760	18,436
»	3	1,00909	18,180	19,998
»	4	1,00979	19,580	21,538
»	5	1,01050	21,000	23,100
»	6	1,01121	22,420	24,662
»	7	1,01192	23,840	26,224
»	8	1,01263	25,260	27,786
»	9	1,01334	26,680	29,348
2°	0	1,01405	28,100	30,910
»	1	1,01476	29,520	32,472
»	2	1,01547	30,940	34,034
»	3	1,01619	32,380	35,618
»	4	1,01691	33,820	37,202
»	5	1,01763	35,260	38,786
»	6	1,01834	36,680	40,348
»	7	1,01913	38,260	42,086
»	8	1,01978	39,560	43,516
»	9	1,02051	41,020	45,122
3°	0	1,02123	42,460	46,706
»	1	1,02195	43,900	48,290
»	2	1,02267	45,340	49,874
»	3	1,02340	46,800	51,480
»	4	1,02412	48,240	53,064
»	5	1,02485	49,700	54,670
»	6	1,02558	51,160	56,276
»	7	1,02631	52,620	57,882
»	8	1,02704	54,080	59,488
»	9	1,02777	55,540	61,094
4°	0	1,02851	57,020	62,722

et le poids spécifique ou densité de l'urine à t = 15⁰.

ARÉOMÈTRE de BAUMÉ.		INDICATION de L'UROMÈTRE.	POIDS DES MATIÈRES FIXES CONTENUES DANS UN LITRE D'URINE le coefficient étant de	
DEGRÉS	DIXIÈMES de DEGRÉS	DENSITÉS NORMALES	2. » (M. BOUCHARDAT)	2,2 (M. RABUTEAU)
			grammes.	grammes.
4°	1	1,02924	58,480	64,328
»	2	1,02998	59,960	65,956
»	3	1,03071	61,420	67,562
»	4	1,03145	62,900	69,190
»	5	1,03218	64,360	70,796
»	6	1,03293	65,860	72,446
»	7	1,03366	67,320	74,052
»	8	1,03440	68,800	75,680
»	9	1,03515	70,300	77,330
5°	0	1,03589	71,780	78,958
»	1	1,03665	73,300	80,630
»	2	1,03738	74,760	82,236
»	3	1,03812	76,240	83,864
»	4	1,03888	77,760	85,536
»	5	1,03962	79,240	87,164
»	6	1,04037	80,740	88,814
»	7	1,04112	82,240	90,464
»	8	1,04187	83,740	92,114
»	9	1,04256	85,120	93,632
6°	0	1,04338	86,760	95,436
»	1	1,04413	88,260	97,086
»	2	1,04489	89,780	98,758
»	3	1,04565	91,300	100,430
»	4	1,04641	92,820	102,102
»	5	1,04717	94,340	103,774
»	6	1,04793	95,860	105,446
»	7	1,04869	97,380	107,118
»	8	1,04945	98,900	108,790
»	9	1,05021	100,420	110,462
7°	0	1,05098	101,960	112,156
»	1	1,05175	103,500	113,850
»	2	1,05251	105,020	115,522
»	3	1,05323	106,460	117,106
»	4	1,05405	108,100	118,910
«	5	1,05482	109,640	120,604
»	6	1,05559	111,180	122,298
»	7	1,05636	112,720	123,992
»	8	1,05714	114,280	125,708
»	9	1,05791	115,820	127,402
8°	0	1,05869	117,380	129,118

on aurait à recueillir la totalité de l'urine émise et la mesurer : le volume étant connu il suffirait de le multiplier par le poids des matériaux solides contenus dans le volume d'un litre. — Si pour fixer les idées, nous reprenons notre urine à densité de 1.023 et contenant par litre, 46 grammes de matières fixes, et dont le volume total, pour 24 heures, soit de 1.358 cent. cubes, nous trouvons pour poids total des produits solides, un nombre égal à 46 $\times$ 1.358, soit 62 grammes 468.

Albumine. — Parmi les substances albuminoïdes que l'on rencontre dans l'organisme, une seule, l'albumine proprement dite, passe dans l'urine et doit y être recherchée.

L'albumine communique à l'urine, entre autres propriétés, celles de mousser fortement par l'agitation, et de se troubler par l'addition de l'acide azotique, ainsi que sous l'influence de la chaleur.

Une urine albumineuse devient opaline vers 65°, arrivée à 75°, la coagulation de l'albumine est complète et la précipitation a lieu sous la forme de gros flocons blancs.

La recherche de l'albumine dans l'urine doit être opérée de la manière suivante.

Après s'être assuré que ce produit rougit le papier de tournesol, on en prend un petit volume que l'on additionne de quelques gouttes d'acide acétique concentré, puis on chauffe, jusqu'à l'ébullition, dans un des petits tubes contenus dans le nécessaire ; dans le cas de la présence de l'albumine, on obtient un précipité plus ou moins abondant, lequel ne doit point disparaître par l'addition de quelques gouttes d'acide azotique.

Au cas où l'urine serait alcaline, il faudrait ne pas oublier d'y ajouter, en quantité suffisante, c'est-à-dire jusqu'à réaction franchement acide, et même en léger excès, de l'acide acétique, de façon à ne pas précipiter, par l'action de la chaleur, des phosphates terreux.

Bien que, de tous les acides minéraux, celui qui précipite le mieux l'albumine soit l'acide azotique, il faut bien se garder de produire simplement cette réaction pour en conclure la présence de la substance qui nous occupe ; l'acide nitrique ne doit donc être employé qu'en dernier lieu, et comme contrôle de l'opération précédente.

Glycose ou Glucose. — Le sucre qui passe dans les urines des diabétiques est identique aux sucres de raisin, de miel, d'amidon, ainsi qu'au sucre cristallisable et dextrogyre, que, suivant les indications de M. Dubrunfaut, on extrait si facilement de cette dissolution de deux produits à rotations antagonistes et présentant la même composition, $C^{12} H^{12} O^{12}$, qui constituent le sucre prismatique.— Saccharose. — Interverti.

De toutes les réactions auxquelles donne naissance le sucre des diabétiques, les deux plus caractéristiques, sont, 1° la réduction des sels de cuivre en présence d'acide tartrique et de potasse ou de soude caustique ; 2° la coloration brune par les alcalis, sous l'influence de la chaleur, coloration due à la production de dérivés salins à bases de potasse, soude, chaux, baryte, etc., selon l'alcali employé.—L'alcali qu'il convient d'utiliser de préférence est la chaux, mais sous forme de saccharate ou sucrate, d'une densité de 1,116 ou 15° Baumé, environ. — Cette dissolution est obtenue facilement en délayant, dans de l'eau sucrée marquant environ 12°, de la chaux préalablement hydratée ou éteinte, puis portant le tout à l'ébullition pour jeter ensuite sur un filtre ; il est indispensable de n'opérer qu'avec un papier à filtration rapide. — Après refroidissement, cette solution est saturée de chaux, filtrée de nouveau et conservée, pour l'usage, dans un flacon bien bouché.

La dissolution du saccharate est de tous points préférable au lait de chaux, surtout au point de vue de la netteté des réactions à produire, et de la conservation de la chaux y contenue.

La recherche du sucre dans une urine doit être opérée avec des précautions qu'il importe de ne pas négliger ; aussi, avons-nous eu soin d'éliminer tous les procédés plus ou moins douteux qui ont été proposés en dehors de celui que nous fournit l'optique, pour ne conserver que deux réactifs certains : la liqueur cuprique de Fehling et le saccharate calcaire.

Voici la marche à suivre pour l'emploi de la liqueur de cuivre. On commence par s'assurer que ce réactif ne se réduit point spontanément ; dans ce but, on en fait bouillir une petite quantité dans un tube pendant quelques secondes, puis on abandonne au repos pendant environ une minute : si après cette ébullition la liqueur a conservé sa belle teinte bleue et sa transparence, et si un dépôt rouge d'oxydule de cuivre ne s'est pas formé, elle est dans d'excellentes conditions pour les recherches et dosages du glucose. Mais au cas où elle se décolorerait par l'ébullition, ou donnerait un dépôt rouge, tant faible fût-il, elle devrait être rejetée. (1).

La liqueur étant reconnue bonne, on en verse dans un tube à essai, environ 2 cent. cubes, et autant d'eau distillée ; d'autre part, on aspire, au moyen d'une pipette dont l'extrémité est effilée, un faible volume de l'urine à examiner ; ceci fait, la liqueur bleue est portée à l'ébullition, puis on y ajoute, goutte par goutte, et jusqu'à décoloration complète, l'urine sucrée, laquelle réduit le réactif cuprique sous un volume d'autant moindre que sa richesse glucosique est plus élevée.

Si l'opération est bien conduite, on remarque, aqrès décoloration de la liqueur cuprique, un précipité d'une belle couleur rouge violacée, pulvérulent et non floconneux, d'oxydule de cuivre.

Comme contrôle de l'opération qui précède, et dans laquelle l'urine a décoloré une certaine quantité de liqueur de Fehling, il convient de verser dans un tube volumes égaux de cette même urine et de saccharate de chaux. Après quelques secondes d'ébullition, une teinte brune foncée, accuse la présence du glucose.

---

(1) Cette liqueur, pour se conserver sans altération doit être dans des flacons bouchés hermétiquement, et parfaitement à l'abri de l'air, dont l'acide carbonique transforme en carbonate la base alcaline. — C'est d'ailleurs à la présence dans la liqueur de M. Barreswill, du carbonate sodique, qu'est due sa décomposition, ce qui explique l'abandon dont elle est l'objet (Ch. Henry BASSET).

Dosage de la Glycose. — — Quand, dans une urine, on a constaté la
la présence de la glycose, rien n'est plus facile que d'en déterminer les proportions, ce qui permet au médecin de suivre pas à pas la marche de l'affection.

Dans un petit ballon d'une capacité de 100 à 120 cent. cubes on introduit, 5 cent. cubes mesurés avec précision et à l'aide d'une pipette jaugée à l'écoulement, c'est-à-dire humide, de liqueur cupro-saccharimétrique, un volume à peu près égal de solution de potasse caustique, plus 20 à 30 cent. cubes d'eau distillée; d'autre part, dans une petite burette à ajutage latéral, on verse de l'urine en quantité suffisante pour que le trait de jauge $0°$ soit un peu au-dessous du ménisque concave qui s'élève contre la paroi interne de l'instrument, et rigoureusement tangent au point d'intersection de la surface plane et de ce ménisque.

Ceci étant bien disposé, on chauffe, doucement d'abord, le petit ballon — mais en ayant soin de lui imprimer un mouvement circulaire, c'est-à-dire en agitant de manière à promener le liquide sur toute la paroi interne, — soit sur la flamme d'un bec à gaz de Bunsen, soit sur celle d'une lampe à alcool. La température croît rapidement, et l'ébullition ne tarde pas à se manifester : alors on continue de chauffer, puis, à l'aide de la burette, on verse, goutte à goutte l'urine sucrée jusqu'à ce qu'on obtienne une teinte ambrée, et non verdâtre. La décoloration étant parfaitement achevée, on lit, sur l'échelle de la burette, le volume disparu; soit 1 cent cube, 2 cc volume, dont on prend note. D'un autre côté, si nous savons que les 5 cent. cubes de la liqueur saccharimétrique de Fehling sont réduits par 0 gram., 025 millig. de glycose pure $C^{12} H^{12} O^{12}$, il va nous être facile d'évaluer la quantité de ce sucre que contient un litre de l'urine en expérience. Et, en effet, si nous avons dû verser, pour produire la décoloration du réactif, 1 cc ,2 d'urine, il est évident que ce faible volume contient les 25 milligrammes de sucre; or, une simple proportion va nous indiquer la teneur du sucre d'un litre de ce produit d'excrétion :

$$\frac{1,200 \ (cc)}{0,025} \qquad \frac{1.000,000 \ (cc)}{x} \qquad = \qquad 20,833 \ \text{grammmes.}$$

Mais, comme la plupart des urines glycosiques sont plus riches que celle que nous avons prise pour exemple, nous insistons particulièrement sur la nécessité de diluer considérablement de tels liquides : ainsi, pour des urines contenant environ de 50 à 60 grammes de sucre, on prendra, pour un volume d'urine, 4 volumes d'eau distillée; au-dessus de 70 grammes, la dilution sera encore augmentée, car, pour un volume d'urine, on ajoutera neuf volumes d'eau. — Au cas où l'urine qui a donné, par litre, 20 grammes 833 de sucre, aurait été diluée dans le 1er rapport : 1 et 4, elle eût produit la décoloration sous le volume de 6 cent. cubes, tandis qu'elle n'eût donné lieu au même résultat que sous le volume de 12 cent. étant diluée dans le 2e rapport : 1 et 9, et le dosage eût été infiniment plus précis. —

Remarques. — On rencontre parfois des urines contenant simultanément de l'albumine et de la glycose; de semblables urines doivent être préalablement débarrassées, par une simple ébullition en présence de quelques gouttes d'acide acétique, de l'Albumine qu'elles contiennent. Il importe, toutefois, de mesurer l'urine avant tout traitement, et la mesurer de nouveau, après refroidissement, afin de rétablir le volume primitif par addition d'eau.

Nous recommandons, surtout, de ne verser l'urine que par goutte, et jamais sous fort volume, afin d'éviter la formation de précipité floconneux. — Enfin, il convient aussi, non-seulement de verser l'urine par petit volume et même goutte par goutte, ainsi que nous le disions plus haut, mais encore de n'ajouter l'urine qu'à la liqueur cuprique *bouillante*, et se garder d'opérer comme le font certaines personnes qui, après avoir mélangé l'urine et le réactif, font bouillir le tout ensemble.

Alcaloïdes. — Le médecin peut, dans le cours de certaines affections, avoir intérêt à suivre l'élimination, par les voies urinaires, des divers alcalis organiques, usités en thérapeutique. Dans le nécessaire, on trouve un petit flacon contenant un réactif général de ces bases organiques, *l'Iodhydrargyrate d'iodure de potassium*; ce sel précipite en blanc-jaunâtre la presque totalité des alcaloïdes, et permet de déceler des traces de sulfate de quinine, d'acétate, chlorhydrate de morphine, strychnine, brucine, etc.

Le procédé est des plus simples: il suffit, en effet, de verser dans un tube une petite quantité, 8 à 10 gouttes, du réactif, puis y ajouter l'urine préalablement débarrassée des matières en suspension, et d'une limpidité aussi parfaite que possible, mais sans addition d'acide azotique. — On obtient ainsi un précipité d'une ténuité extrême, et d'autant plus abondant que l'urine y est versée en plus grande quantité.

Sulfates. — Ces sels sont facilement décélés par l'addition, à l'urine à examiner, de quelques gouttes de chlorure de baryum, à la condition, toutefois, de n'opérer que sur des produits limpides. Aussi devra-t-on filtrer préalablement toute urine trouble, mais après ébullition en présence d'un peu d'acide azotique.

Si on verse le chlorure de baryum dans l'urine chaude, le sulfate de baryte obtenu se dépose presque instantannément.

Chlorures. — La recherche des chlorures nécessite les mêmes précautions que celle des sulfates, c'est-à-dire qu'il est indispensable de n'opérer que sur l'urine limpide et en présence de l'acide azotique. Il suffit de verser quelques gouttes d'azotate d'argent pour obtenir aussitôt un précipité blanc, caillebotté, de chlorure d'argent, lequel est d'autant plus abondant, que l'urine est plus saline. Ce précipité est soluble dans l'ammoniaque.

Acides de la bile et Sels biliaires. — Si dans une urine on soupçonne la présence des acides ou des sels biliaires, on est obligé de recourir à la seule réaction dont on dispose, celle qui a été indiquée par Petterkoffer, laquelle 'obtient de la manière suivante: dans un vase à précipiter, ou, à défaut, dans un verre de table à fond mince, et de forme cylindrique, on verse 40 ou 50ᶜᶜ de l'urine proposée; on y ajoute un petit fragment de sucre de la grosseur d'un hari_ cot moyen, après dissolution duquel la masse est additionnée, peu à peu, d'un mince filet d'acide sulfurique concentré, mais en ayant soin d'agiter le vase circulairement. La température s'élève rapidement, et bientôt on observe une belle *coloration poupre*, indice de la présence des acides et des sels biliaires.

Il importe, pour la netteté de cette réaction, que la température n'excède pas 70°, aussi doit-on consulter le thermomètre pendant l'addition de l'acide sulfurique.

Durant notre séjour dans les terres chaudes du Mexique et particulièrement à la Vera-Cruz, dans les services et sous les ordres de M. le docteur Fuzier, médecin principal de l'armée, nous avons rencontré, en grand nombre, des urines riches en sels et acides biliaires, et il ne nous est jamais arrivé de manquer la réaction de Petterkoffer.

Matières colorantes de la bile. — Une urine contenant les matières colorantes de la bile, présente une coloration qui varie du jaune-verdâtre au vert-foncé; elle ne pourrait guère être confondue qu'avec certaines urines plus ou moins riches en principes colorants de la rhubarbe, lesquels conservent leur teinte verdâtre aussi longtemps que persiste l'acidité de l'excrétion urinaire.

Il ne faut pas croire, avec quelques personnes, que la rhubarbe colore en rouge l'urine; et si, ainsi que le dit M. Dorvault, dans son *Officine*, édition de 1866, page 780: « *La coloration en rouge de l'urine est quelquefois prise pour he* « *morrhagique*, » il y a là simple indication d'un diagnostic erronné, incomplet; et, en effet, si, au lieu de rechercher le sang là où il n'y en a pas la plus petite molécule, on avait soin de constater la réaction, on reconnaîtrait dans une urine rougie sous l'influence de la rhubarbe, une alcalinité plus ou moins intense, laquelle indiquerait une décomposition de ce produit dans le sein même de la vessie, et l'on sait dans quel cas pathologique se produit ce phénomène.

Enfin, sous l'influence de l'acide Chlorhydrique, une semblable urine reprendrait sa teinte verte.

Quant aux matières colorantes de la bile, elles sont décélées par l'intéressante réaction de Gmalin:

Dans un verre à expérience, ou, à défaut, dans un verre à vin de champagne, on verse une certaine quantité de l'urine bilieuse; on y ajoute, en le versant lentement, et contre la paroi interne du vase, de l'acide azotique chargé de vapeurs azoteuses, plus, une petite quantité d'acide sulfurique. Le mélange acide, en raison de sa densité supérieure, gagne le fond du verre, et bientôt on voit apparaître, à la surface de séparation des liquides, une *zone verte* caractéristique, au-dessus de laquelle on observe des anneaux colorés en bleu, violet, rouge et jaune.

Au cas où on devrait opérer sur une urine pauvre en matières colorantes, on suivrait une autre marche que voici: préalablement additionnée d'un peu d'acide chlorhydrique, l'urine serait agitée, à plusieurs reprises, avec du chloroforme; ce dissolvant s'emparerait des matières suivantes: bilirubine, biliverdine et bilifuscine, et, après un repos de quelques minutes, on décanterait l'urine pour soumettre le chloroforme au traitement à l'acide azotique avec vapeurs azoteuses, qui permettrait alors d'observer et la zone verte et les divers anneaux colorés de la précédente expérience.

On pourrait encore ne pas faire usage d'acide azotique, et abandonner simplement le chloroforme à l'évaporation spontanée, après laquelle on remarquerait de petits cristaux de bilirubine.

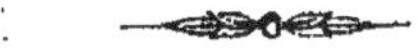

On trouve chez CH. MORLOT,

59, Rue Saint-André-des-Arts, Passage du Commerce, 6 :

UN NÉCESSAIRE PORTATIF, contenant les réactifs et les instruments pour reproduire spécialement les expériences dont il est parlé dans le présent opuscule. Pour s'en garantir la propriété, le modèle en a été déposé au Tribunal de Commerce.

APPAREIL DE MONSIEUR REGNARD, pour le dosage de l'urée, appliqué aux recherches cliniques, avec notice sur son emploi.

NÉCESSAIRE DE MONSIEUR RANVIER, pour la Micrographie et tous accessoires.

DENSIMÈTRES ET ARÉOMÈTRES pour essais d'urine.

BOITES A RÉACTIFS.

BURETTES, PIPETTES ET EPROUVETTES graduées.

THERMOMÈTRES de Physiologie, de Laboratoire et d'Appartements.

PULVÉRISATEURS de tous modèles.

COMPTE-GOUTTES.

VERRERIE ET INSTRUMENTS pour Laboratoires de Chimie et de Physique.

NÉCESSAIRES DE MINÉRALOGIE.

BALANCES de Précision.

Paris. — Stalin et Pelluard, imp., r. Saint-Jacques, 225

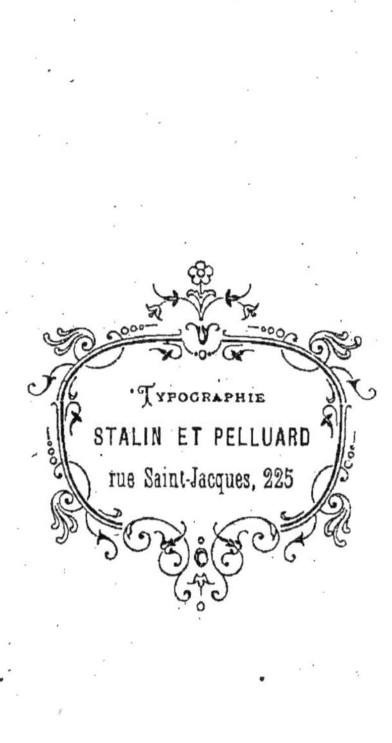

Typographie
STALIN ET PELLUARD
rue Saint-Jacques, 225